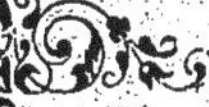
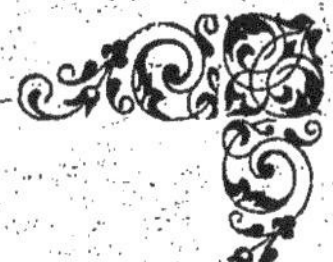

# ESSAI

SUR

## L'ÉTIOLOGIE ET LA PATHOGÉNIE

DU

# RHUMATISME ARTICULAIRE AIGU

PAR

**Ch. KASTUS**

DOCTEUR EN MÉDECINE

Ancien Préparateur à la Faculté des sciences, Professeur-adjoint de Chimie à l'École industrielle la Martinière de Lyon.

N'éteignez point l'esprit (*I*re *Ép. de Saint Paul aux Thessaloniciens,* chap. IV, verset 19).
Osez savoir (*Maxime* du chancelier MACCLESFIELD.)

PARIS

ADRIEN DELAHAYE, LIBRAIRE-ÉDITEUR

Place de l'École-de-Médecine.

1868

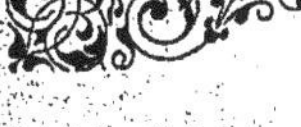

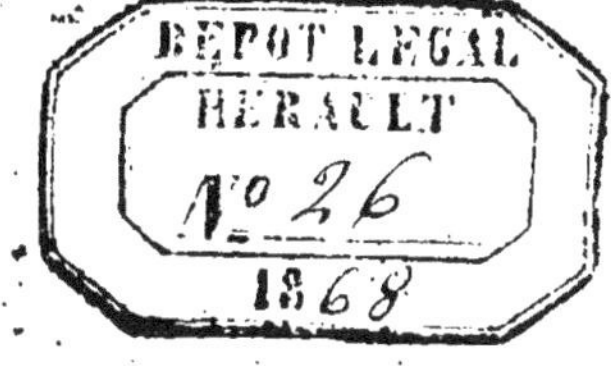


# ESSAI

SUR

## L'ÉTIOLOGIE ET LA PATHOGÉNIE

DU

# RHUMATISME ARTICULAIRE AIGU

PAR

**Ch. KASTUS**

DOCTEUR EN MÉDECINE

Ancien Préparateur à la Faculté des sciences, Professeur-adjoint
de Chimie à l'École industrielle la Martinière de Lyon.

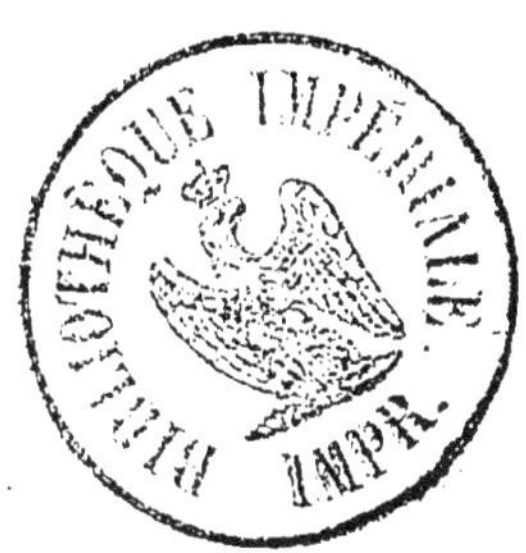


N'éteignez point l'esprit (*Iʳᵉ Ép. de Saint Paul aux Thessaloniciens,* chap. IV, verset 19).
Osez savoir (*Maxime* du chancelier MACCLESFIELD.)

PARIS
ADRIEN DELAHAYE, LIBRAIRE-ÉDITEUR
Place de l'École-de-Médecine.
1868

# ESSAI

SUR

L'ÉTIOLOGIE ET LA PATHOGÉNIE

DU

# RHUMATISME ARTICULAIRE AIGU

## AVANT-PROPOS

Nous n'avons pas à montrer l'importance, à tous les points de vue, du rhumatisme articulaire aigu. Dans la zone lyonnaise, entre autres, cette affection est fort commune, ce qui nous a permis de l'étudier sur un assez grand nombre de malades.

Dans l'impossibilité de traiter en détail toutes les parties de l'histoire de cette affection qui a donné naissance à un nombre considérable de monographies, nous nous sommes borné à un point encore fort obscur, qu'éclairent, il nous semble, les découvertes physiologiques récentes.

Tous les auteurs sont d'accord sur la place que tient l'étude des causes dans les maladies; cette étude embrassant, tout à la fois, celle de la cause, abstraction faite du sujet, c'est-à-dire l'étiologie proprement dite, et celle de l'action de la cause sur l'organisme, c'est-à-dire la pathogénie.

« Il est une parole sans cesse obscurcie, dit Chauffard (*Path. génér.*), mais qui n'a pu s'effacer de la mémoire des médecins : la bonne médecine est la médecine des causes. »

Et Bouchardat ajoute : « C'est seulement quand la genèse d'une maladie nous est connue, que nous pouvons en comprendre les effets et en instituer le traitement rationnel. »

Or cette étude, même bornée à celle de l'étiologie proprement dite, est trop délaissée aujourd'hui. Les renseignements que l'on trouve, soit dans les auteurs classiques, soit dans les monographies, se réduisent pour ainsi dire à rien; et quant aux traités d'hygiène, l'étude qu'ils font des causes est trop générale pour être de quelque utilité dans un cas donné.

Nous nous permettons de regretter un tel état de choses, et d'autant plus que cette partie si importante a, nous semble-t-il, plutôt reculé qu'avancé depuis le siècle dernier. En relisant les œuvres des grands observateurs qui nous ont précédés, depuis Hippocrate jusqu'à Stoll, en comparant Cullen et le grand Dictionnaire des *sciences médicales* en 60 volumes avec les traités récents, on reste convaincu que, relativement aux autres parties de la science, l'étiologie occupait autrefois une place qu'elle n'a plus aujourd'hui.

Depuis lors, en effet, l'importance de l'étiologie a toujours été en déclinant, comme l'on peut s'en assurer en compulsant les nosologies publiées depuis cinquante ans, et nous en sommes à craindre que, d'ici à peu de temps, ce chapitre si important de l'histoire d'une maladie ne finisse par disparaître complètement des traités de pathologie.

Emportée depuis le commencement de ce siècle dans le tourbillon des recherches qu'a inaugurées Bichat, la médecine dévie par l'importance exclusive accordée à l'anatomie pathologique.

Au lieu de tout rapporter et de tout subordonner à ce fait primordial et constant, la cause, on subordonne tout à un fait intermédiaire et variable, la lésion. Nous ne voulons certes pas amoindrir la valeur de ce dernier signe, mais il ne faut cependant pas oublier que ce n'est qu'un effet secondaire et dérivé, qu'il ne faut pas exalter aux dépens de la cause première.

Quant à la pathogénie, que Bouillaud définit de la manière suivante : «La connaissance du mécanisme des divers agents morbifiques est précisément cette partie de la médecine qui mérite le nom de *pathogénie*»

(*Nosographie médicale*), et qu'on doit limiter à la recherche du comment et non du pourquoi, les idées des anciens sur cette partie de la science ne pouvaient être que spéculatives, car elles manquaient de point d'appui.

Sans vouloir exalter les découvertes physiologiques et chimiques modernes, on ne peut s'empêcher de reconnaître que c'est sur elles que doivent être étayées les théories pathogéniques.

Boerhaave le pressentait, en même temps qu'il marquait la route à suivre, quand il écrivait: «Celui qui réussirait à mettre d'accord la pathologie des anciens avec la physiologie des modernes serait assurément, de tous les médecins, le plus digne d'éloges.» (Boerhaave; *Med. stud. médic.*, pars IX. *Pathologia*, pag. 573.)

Conformément à ces idées, nous nous proposons, dans les pages suivantes, de passer en revue, dans une première partie, l'étiologie proprement dite du rhumatisme articulaire aigu; puis, dans une seconde partie, et en rapprochant les données de la physiologie de celles fournies par la clinique, d'exposer une théorie rationnelle sur la pathogénie et la physiologie pathologique de cette affection.

Nous savons que beaucoup de médecins, de cliniciens surtout, traiteront cela de rêverie.

Nous l'accordons.

De la rêverie, du reste, où n'y en a-t-il pas? Dans les sciences exactes comme ailleurs, dans les calculs même, il y en a quelquefois, car l'analyse mathématique n'est qu'un instrument qui sert à développer les conséquences d'une hypothèse.

Mais, nous ne savons si nous nous abusons, il nous semble cependant qu'une théorie a son utilité.

Elle rassemble, elle groupe, elle coordonne, elle relie les matériaux, épars comme les pierres sur le chantier. Elle superpose ces matériaux, elle édifie, montrant ainsi les trous à boucher, les joints à cimenter; montrant enfin où l'on en est, ce qui est fait, ce qui reste à faire.

Ce n'est pas tout: elle anime, elle vivifie ces pierres, nous voulons dire ces faits bruts. Ils parlent; ils ont un sens. La matière n'existe plus, pour ainsi dire; on sent que l'Esprit a passé par là.

Certes, ces avantages sont réels.

Reste donc l'opportunité de sa construction; les uns voulant que tous les matériaux soient réunis avant de les employer, les autres pensant, avec raison ce nous semble, que les matériaux absents seront bien mieux indiqués lorsque ceux que l'on possède déjà seront placés.

Question d'architecte, du reste, cela!

Tant pis pour lui, s'il s'aperçoit trop tard qu'il a oublié quelque assise de la base, quelque pilier dans les fondations, et s'il voit son œuvre inachevée ou détruite par l'apport de matériaux nouveaux.

Mais, même alors, son travail n'aura pas été stérile,

car il aura montré les défauts à éviter, les oublis à réparer, et ses successeurs, plus habiles et plus heureux, pourront remonter l'édifice sur des bases plus solides.

En résumé, nous ne pensons pas qu'il faille attendre, pour édifier une théorie, que tous les faits soient connus, observés, ce qui parfois serait bien long; nous ne pensons pas, en d'autres termes, que cette synthèse ne doive être que le corollaire d'une analyse complète, pas plus que nous ne pensons que, pour construire des maisons, il faille attendre que toutes les règles, tous les principes qui doivent régir la matière, soient connus. La sagesse des nations a dit : c'est en forgeant qu'on devient forgeron.

Nous croyons, avec Andral, qu'on ne qualifiera certes pas de théoricien, que «la science marche à la fois par l'observation des faits et par leur systématisation».

Nous pensons qu'une théorie doit être non pas un but au-delà duquel il n'y ait plus rien à atteindre, mais un jalon, mais un moyen de progrès, et l'histoire des sciences est là pour appuyer doublement notre manière de voir. Est-ce que les génies qui ont conçu les admirables hypothèses qui régissent les sciences aujourd'hui constituées, l'ont entendu autrement? Et, d'autre part, l'instabilité de tout ce qui porte le nom d'hypothèse, théorie ou système, en Astronomie aussi bien qu'en Physique, en Chimie, etc., n'est-elle pas là pour nous montrer qu'on ne les doit pas considérer comme la fin, comme le but, mais comme une station de transit pour arriver au port, la vérité ?

Nous pensons encore que la première condition que doit remplir une théorie, c'est de s'appuyer sur les faits connus, de les résumer en les vivifiant, et d'en être la conséquence ; la seconde, d'être grosse de déductions, car la stérilité ou la fécondité d'une théorie est la pierre de touche de sa valeur.

Nous pensons enfin que, quand bien même elle devrait succomber sous les coups de l'expérience ou de l'observation ultérieures, dont elle est la vassale, elle aurait encore été l'occasion d'un progrès pour la science, d'une conquête sur l'inconnu, car un axiome scientifique proclame : Constater une erreur, c'est découvrir une vérité.

Mais de ce que nous croyons à l'utilité, à la nécessité des théories, même hâtives, il ne s'ensuit pas que, comme ce sculpteur antique, nous sacrifiions tout à notre statue inanimée : nous pensons, non pas que les faits d'expérience ou d'observation doivent se plier à elle, mais qu'au contraire une théorie doit se plier à tous les faits nouveaux et les expliquer ; sinon, elle est condamnée à disparaître ou à se modifier. « Lorsque les faits annoncent de nouvelles découvertes, dit Scudéri (*Hist. de la méd.*, ép. IX), ou que les anciennes observations demandent à être rectifiées, il devient nécessaire de corriger la théorie actuelle, et de subordonner la science aux principes qui sont la conséquence des nouveaux faits. »

Répétons-le donc bien, une théorie, pour nous, n'est pas un dogme, car, comme nous l'avons entendue, moyen et non but, qui dit théorie dit mutabilité et perfectibilité. Non-seulement nous n'adorons pas ce veau d'or, mais nous pensons et nous dirons à cet égard comme un de nos grands chimistes, H. Sainte-Claire Deville : « En science, si vous voulez ériger les théories en religions, je me fais athée. »

Non, nous n'en faisons pas une religion, mais nous pensons que le choc, le frottement incessant des faits est le seul moyen de les vivifier, de les illuminer les uns par les autres, le seul moyen de progresser, lentement, mais sûrement. Et, comme le dit Trousseau dans une de ses cliniques, en renversant un axiome de Gaubius : « *Melius est progredi per tenebras, quam sistere gradum.* »

---

PREMIÈRE PARTIE

# ÉTIOLOGIE

---

Pour étudier toute chose complexe, deux méthodes sont en présence. Dans l'une, on détaille, on dissèque ce tout complexe pour en étudier les lambeaux : c'est l'*analyse*. Dans l'autre on réunit, on recolle, pour ainsi dire, ces fragments disséminés, pour reconstituer et étudier l'ensemble : c'est la *synthèse*.

Nous nous proposons d'appliquer ces deux moyens d'étude à l'étiologie du rhumatisme articulaire aigu.

Nous commencerons par rassembler les matériaux épars : ce sera l'*étiologie analytique*. Nous chercherons ensuite à les utiliser, à les grouper, et nous verrons qu'ils concourent tous au même but : ce sera l'*étiologie synthétique*.

## *A.* — ÉTIOLOGIE ANALYTIQUE.

Étudiées isolément, les causes productrices des maladies peuvent être divisées en :

*Causes prédisposantes.* — On pourrait encore les appeler causes incessantes, continues. Elles sont à longue échéance, et la résultante de leur action sur l'économie produit cet état particulier qu'on nomme la *prédisposition.*

*Causes déterminantes*, excitantes ou occasionnelles. Ce sont des causes survenant brusquement et d'une durée généralement courte.

### CAUSES PRÉDISPOSANTES.

Nous diviserons ces causes en :

Causes qui tiennent à l'individu : *causes individuelles* ou *subjectives* ;

Causes qui tiennent au milieu : *causes ambiantes* ou *objectives.*

Parmi les causes subjectives, nous étudierons :

1° Hérédité, innéité, acquisivité ;

2° Conformation, tempérament, constitution ;

3° Race ;

4° Sexe ;

5° Age ;

6° Antécédents pathologiques, récidive.

Les causes objectives que nous passerons successivement en revue sont :

7° Climats ;

8° Saisons ;

9° Professions, classes sociales ;

10° Alimentation.

Commençons par l'étude des causes subjectives.

1° *Hérédité, innéité, acquisivité.* — Dans le fait brut, indéniable, que traduit le mot *hérédité*, c'est-à-dire dans la transmission et la présence chez les enfants d'affections observées chez les ascendants ; dans ce fait, disons-nous, il y a en puissance trois causes :

D'abord, la transmission congénitale (engendré avec), conceptionnelle (Jaumes) de la chose (vice, virus, etc.) héréditaire, quelle qu'elle soit.

Puis, la transmission, congénitale encore, d'une manière d'être physiologique semblable des tissus, des organes, etc., manière d'être physiologique qui peut avoir pour aboutissant l'affection dite *héréditaire*.

Enfin, la transmission lente, graduelle du caractère, des goûts, des habitudes, etc., des ascendants, tout cela exalté encore par des conditions extérieures semblables de climat, de profession, d'alimentation, etc.

Or, de ces trois causes de l'hérédité, qui, dans un cas donné, peuvent agir concurremment ou isolément, et en supposant que l'une d'elles ne doive pas disparaître par les progrès de la science, ce qu'il serait téméraire d'affirmer, il en est une, la dernière, qui ne devrait pas intervenir dans la genèse des maladies héréditaires, car « c'est au moment seul de la conception que s'exerce l'influence héréditaire. » (Jaumes, *Hérédité,* cours de 1861.)

Cependant l'ingérence de cette cause est évidente pour l'affection qui nous occupe, entre autres, et l'impossibilité au moins actuelle de dégager la part qui lui revient est flagrante.

Sans vouloir, comme Louis (*Dissert. sur la transmission héréditaire*; Paris, 1759), faire de la transmission des habitudes, etc., l'unique cause des maladies héréditaires, on ne peut s'empêcher de lui reconnaître une certaine importance dans le rhumatisme articulaire aigu ; conjointement avec la seconde de nos causes, elles interviennent dans la genèse de cette affection.

C'était l'avis de Scudamore, qu'il exprimait de la sorte (*Traité de la goutte et du rhumatisme*; trad. de l'anglais ; Paris, 1823, 2e édit., tom. II, pag. 272) :

« Quoique la similitude d'habitudes par rapport aux vêtements, à la température des appartements, à l'exposition au froid, etc., puisse avec raison être regardée comme la cause principale de la disposition au rhumatisme que présente une même famille, je ne crois pas que nous devions rejeter la similitude de structure pour expliquer ce fait. »

On voit, en somme, que les mots *maladie héréditaire* ne disent pas grand'chose de net, de précis, puisque dans la pratique et dans les statistiques, contrairement à la définition, ils englobent sous le même chef des maladies qui ne sont pas toujours conceptionnelles.

Nous pensons que l'*innéité* joue un certain rôle dans la production du rhumatisme aigu. Cette affection frappe parfois avec opiniâtreté des individus à idiosyncrasie spéciale, placés dans des conditions identiques à d'autres, et qui ne présentent cependant rien du côté de l'hérédité.

Si les deux causes précédentes, hérédité et innéité, agissent comme causes prédisposantes, en tout cas elles ne peuvent, à elles seules, produire l'affection. Il faut encore l'influence de causes extérieures, et c'est en cela que le rhumatisme articulaire aigu est une *maladie acquise*.

2° *Conformation.* — *Tempérament.* — *Constitution.* — Voici trois influences confondues bien souvent, et qui demandent cependant à être distinguées les unes des autres.

Existe-t-il une conformation particulière d'un organe, d'un tissu, etc., congénitale, connée ou acquise, qui prédispose au rhumatisme? Peut-être une disposition à transpirer que présentent certains sujets, sous l'influence d'un travail musculaire qui ne fait rien sur d'autres, interviendrait ici. Bouillaud dit : « Les individus à *peau transpirant facilement*, coïncidant le plus souvent avec une *peau blanche, fine, mince, transparente*, sont prédisposés. On dirait que chez eux le vêtement naturel que représente la peau ne garantit pas suffisamment les tissus sous-jacents.....» (Bouillaud; *Rhumatisme*. Paris, 1840, pag. 255.)

Cette disposition à transpirer, en supposant qu'elle soit quelquefois congénitale, est le plus souvent acquise, car « elle peut être produite par des transpirations volontaires répétées et exagérées...... Je n'ai jamais observé cette hypersécrétion au début d'un traitement diaphorétique, mais seulement chez ceux qui étaient depuis longtemps et journellement soumis à ce traitement ; je puis donc confirmer ce fait qu'une transpiration abondante et longtemps continuée augmente la disposition à suer.» (Niemeyer, *Path. int.*, traduct. Culmann et Sengel, 1866, tom. II, pag. 529.)

Les transpirations quotidiennes auxquelles sont soumis un grand nombre d'ouvriers, par la nature même de leurs travaux, expliquent leur aptitude à suer. Cette aptitude, étant une des causes prédisposantes du rhumatisme aigu, contribuera à rendre cette affection plus commune dans la classe laborieuse.

D'après Bouillaud (*loc. cit.*), Ch. Fernet (*Rhumatisme aigu*. Th. Paris, 1865), etc., ce seraient les *tempéraments lymphatique et lymphatico-sanguin* qui seraient les plus prédisposés. Chomel avait donné, d'après une statistique, le tempérament sanguin. Dans nos observations, nous avons vu dominer le tempérament lymphatico-sanguin.

Quelle est la part de la *constitution* dans l'étiologie du rhumatisme aigu? Quelques auteurs (Niemeyer, etc.) donnent une constitution robuste comme y prédisposant.

Cependant nous possédons un certain nombre d'observations dans lesquelles le rhumatisme s'est déclaré dans la convalescence d'affections graves (fièvres, etc.) qui avaient imprimé à l'économie un cachet de débilité évidente. D'un autre côté, les auteurs, et nous en possédons également des exemples, ont noté toutes les causes de débilité et d'anémie, même temporaire (excès vénériens, etc.), comme prédisposant au rhumatisme.

3° *Race.* —Il y a là peut-être une influence due à une conformation spéciale ou à un tempérament dominant chez les différentes races humaines; mais les documents relatifs à l'ethnologie médicale sont bien peu nombreux.

Cependant il semblerait que la race nègre présente une nocuité plus grande par rapport au rhumatisme. Ainsi Boudin (*Géogr. et stat. méd.* Paris, 1857, tom. II, pag. 272 et 276), a calculé qu'à Maurice il y avait pour 1000 hommes de :

Troupes anglaises.... 46 admissions pour rhumatisme.
Troupes nègres....... 82,4 — —

Au cap de Bonne-Espérance :

Troupes anglaises..... 59 admissions pour rhumatisme.
Troupes hottentotes... 70 — —

pour des hommes placés dans des conditions climatologiques et hygiéniques identiques.

4° *Sexe.* — Tous les auteurs sont d'accord sur la plus grande fréquence du rhumatisme aigu chez les hommes que chez les femmes.

Lyon (*London Medic. Chir. Review*, juillet 1841) donne le rapport de 10 à 7 ;

Monneret, de 65 à 28.

La statistique médicale des hôpitaux de Paris, année 1865, donne, sur 1375 rhumatisants, 890 hommes contre 485 femmes, très-approximativement 9 contre 5.

Enfin, les relevés que nous avons pu faire sur les registres de l'Hôtel-Dieu de Lyon, de janvier 1864 à novembre 1867 inclusivement, en tout trois ans et onze mois, nous ont donné, sur 398 malades affectés de rhumatisme articulaire aigu ou subaigu, 227 hommes sur 171 femmes, ce qui fait 4 hommes pour 3 femmes.

En résumant pour 100 hommes, il y a à :

| | | |
|---|---|---|
| Lyon................. | 75,3 | femmes. |
| Manchester............ | 70 | — |
| Paris................. | 53,7 | — |

Une remarque intéressante à laquelle ces chiffres donnent lieu, c'est que les villes essentiellement manufacturières, comme Manchester et Lyon, dans lesquelles le travail des femmes se rapproche beaucoup de celui des hommes, présentent un rapport approchant de l'égalité. Ceci tendrait à nous faire croire que le sexe n'agit guère que parce qu'il entraîne ordinairement avec lui des habitudes, des professions, etc., différentes.

Rilliet et Barthez (*Malad. des enf.*, tom. II) disent également que, dans le premier âge, les garçons sont plus nombreux que les filles.

5° *Age.* — La plupart des auteurs (Chomel, Requin, Bouillaud, Monneret, etc.) donnent comme âges de plus grande fréquence du rhumatisme, de 21 à 30 ans, puis de 31 à 40. Le tableau suivant, extrait de la statistique médicale des hôpitaux de Paris, confirme cette opinion :

|  | | |
|---|---|---|
| De 0 à 15 ans, | 2 | sur 1 575 malades. |
| 16 à 20 — | 184 | |
| 21 à 30 — | 522 | |
| 31 à 40 — | 340 | |
| 41 à 50 — | 183 | |
| 51 à 60 — | 134 | |
| 61 à 80 — | 10 | |
| 81 à .. — | 0 | |

Ce tableau montre également, ce qui avait été observé déjà, que le rhumatisme aigu est très-rare avant 15 ans et après 60.

6° *Antécédents et influences pathologiques. Récidive.* — Le rhumatisme articulaire s'observe assez fréquemment et d'une manière ordinairement coïncidante dans un certain nombre d'affections : scarlatine, rougeole, fièvre puerpérale, enfin blennorrhagie. Nous ne faisons que signaler ce fait, qui ne rentre pas dans notre sujet.

Quant à la récidive, Grisolle (*Pathol. int.*, tom. II, pag. 981) dit : « On y est d'autant plus prédisposé qu'on en a ressenti les atteintes un plus grand nombre de fois. »

Dans la *Statistique médicale de l'armée*, année 1865, nous trouvons que sur 2412 entrées pour rhumatisme articulaire, il y en a eu 113 par rechute ou récidive, ce qui fait environ 47 pour 1 000, plus simplement à peu près 1 sur 21.

Passons maintenant à l'étude des *causes objectives*.

7° *Climats*. — Voici une cause bien complexe, car un climat est, comme on dirait en mathématiques, fonction d'un assez grand nombre de variables : l'altitude, la latitude, la configuration et la nature du sol, les hydrométéores (pluie, neige, brouillards, etc.,), les vents, etc.

Un climat est la résultante de toutes ces causes, et c'est d'elles que dépendra, ou l'uniformité habituelle de la température (climats constants des météorologistes), ou, au contraire, sa variabilité extrême pour une localité donnée (climats variables et climats excessifs).

Nous sommes dans l'impossibilité de préciser l'action de chacune de ces causes dans la genèse de l'affection qui nous occupe ; mais nous savons qu'en général les climats *uniformément* froids ou chauds prédisposent peu au rhumatisme articulaire aigu.

Ainsi, pour nous borner à quelques exemples, on trouve dans l'ouvrage de Barthez (*Traité des maladies goutteuses*, Paris, 1802) que le rhumatisme est rare en Laponie, à cause de la constance du froid qui y règne. Dubizy (Thèse de Paris, 1814) a reconnu également la rareté de cette affection en Russie et dans le de nord de l'Amérique.

D'un autre côté, P. Lucas, auteur d'un voyage dans la Turquie et l'Égypte, affirme qu'au Grand-Caire (Égypte), où la température se maintient constamment élevée, on n'y connaît pas le rhumatisme. Desgenettes, dans une topographie de cette ville insérée dans l'*Histoire médicale de l'armée d'Egypte*, appuie le fait, car il ne fait pas mention du rhumatisme parmi les maladies observées ordinairement.

Ce sont les climats à température variable (climats variables et surtout excessifs) qui présentent un grand nombre de rhumatisants, surtout quand, à cela, ils joignent une humidité habituelle. Ce sera donc dans la zone tempérée, et, en particulier pour l'Europe, en Angleterre, en Hollande, en Allemagne et en France, que se manifestera le rhumatisme.

Grisolle (*Path. int.*, 8e édit., 1862, tom. II, p. 981), a bien fait voir l'influence du climat et de la latitude sur l'affection par le tableau suivant, calculé d'après les documents officiels anglais. D'après lui, les régiments qui donnent

| | | | |
|---|---|---|---|
| Pour chaque 1 000 hommes, | 50 rhumatisants | en Angleterre, |
| n'en fournissent que..... | 40 | — | au Canada, |
| — — ... | 38 | — | à Gibraltar, |
| — — ... | 34 | — | à Malte, |
| — — ... | 33 | — | aux Bermudes, |
| — — ... | 29 | — | à la Jamaïque. |

Enfin, nous empruntons à la statistique médicale de l'armée pendant l'année 1865, les chiffres suivants :

En France, sur 81 626 malades (soldats) de toutes sortes, il y a eu 2412 rhumatisants, ce qui donne environ 30 pour 1000.

En Italie, sur 4 293 malades fournis par le corps d'occupation, il y a eu 51 rhumatisants, ou environ 12 pour 1000.

En Algérie, sur 44 371 — 525, ou environ 12 pour 1000.

On voit qu'en France, la fréquence du rhumatisme articulaire est deux fois et demie plus grande que dans les deux autres pays, où elle est égale, pour des individus de même âge, de même race, soumis aux mêmes travaux et au même régime.

8° *Saisons.* — La plupart des auteurs (Cullen, etc.) assignent comme époque de l'année où le rhumatisme est le plus fréquent, le printemps et l'automne, parce que, disent-ils, ces saisons sont celles où l'on observe le plus de variations dans la température.

Cette vue théorique n'a pas été *complètement* confirmée par l'observation et la statistique.

Ainsi, Lyon (*loc. citat.*) ayant rassemblé les cas de rhumatisme aigu, au nombre de 291, qui ont été observés à l'infirmerie royale de Manchester pendant dix ans, a trouvé que le maximum de fréquence de cette maladie s'est montré en avril et mai (10 à 12 pour 100), c'est-à-dire au printemps; mais le minimum est en août et septembre (4, et un peu plus de de 5 pour 100), ce dernier mois se trouvant en automne.

Nous avons cherché pour la ville de Lyon et ses environs, d'après les relevés faits sur les registres de l'Hôtel-Dieu, la distribution des cas de rhumatisme pendant les différents mois de l'année. Nous n'avons relevé que les cas dénommés «rhumatisme articulaire aigu» et «rhumatisme articulaire subaigu». Le tableau suivant rend compte de nos résultats :

| | | 1864 H. et F. | 1865 H. et F. | 1866 H. et F. | 1867 H. et F. | TOTAL mensuel. | TOTAL saisonn. |
|---|---|---|---|---|---|---|---|
| HIVER. | Décembre.. | 11[1] | 18 | 7 | 7 | 43 | 129 |
| | Janvier.... | 13 | 20 | 7 | 9 | 49 | |
| | Février.... | 5 | 16 | 10 | 6 | 37 | |
| PRINT. | Mars...... | 10 | 14 | 4 | 9 | 36 | 104 |
| | Avril...... | 4 | 7 | 9 | 7 | 27 | |
| | Mai....... | 4 | 12 | 11 | 13 | 41 | |
| ÉTÉ. | Juin...... | 11 | 10 | 16 | 7 | 44 | 114 |
| | Juillet..... | 10 | 12 | 10 | 5 | 37 | |
| | Août...... | 10 | 15 | 4 | 4 | 33 | |
| AUTOMNE. | Septembre. | 8 | 7 | 5 | 3 | 23 | 62 |
| | Octobre... | 5 | 4 | 8 | 3 | 20 | |
| | Novembre.. | 2 | 3 | 11 | 3 | 19 | |
| | | 93 | 138 | 102 | 76 | 409 | 409 |

[1] La désignation des maladies n'existant pas sur les registres pour les années antérieures à 1864, le chiffre 11, donné pour décembre 1863, n'est autre que la moyenne des trois autres mois de décembre. Nous avons agi ainsi, afin de rendre comparables les nombres de la colonne intitulée : « Total mensuel ».

[2] Les saisons météorologiques, pour nos climats, ne coïncident pas avec les saisons astronomiques. Celles-ci sont d'environ un mois en retard sur celles-là.

En effet, un grand nombre d'observations prouvent que la température minimum de l'année tombe vers le milieu de janvier : l'hiver commencera donc un mois et demi avant, c'est-à-dire avec décembre, et finira un mois et demi après, c'est-à-dire avec février. Le maximum de la température annuelle tombant vers le milieu de juillet, l'été comprendra, pour la même raison, juin, juillet, août; enfin, les mois intermédiaires constitueront le printemps et l'automne.

Nous avons traduit graphiquement les résultats de ce tableau, et on peut voir que, pour Lyon du moins, ils ne concordent pas avec les idées généralement admises.

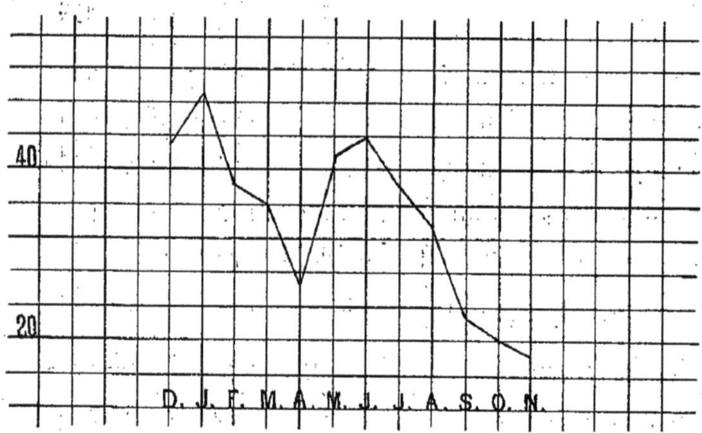


Nous voyons, en effet, l'année présenter deux maximums, l'un en décembre-janvier, l'autre en mai-juin, le premier (92 cas) supérieur au second (85); — puis deux minimums, l'un en avril (27), et l'autre, bien plus bas, en septembre-octobre-novembre, c'est-à-dire pendant tout l'automne.

*Professions, classes sociales.* — Les professions que nous avons notées, après tous les auteurs, comme les plus prédisposées au rhumatisme aigu, appartiennent à deux catégories.

(*a*) Professions exposant à toutes les intempéries :
Militaires, marins ;
Charretiers, facteurs ;

Charpentiers, scieurs de long, terrassiers, cultivateurs. — Blanchisseuses.

(*b*) Professions dans lesquelles le passage du chaud au froid est fréquent : boulangers, cuisiniers et cuisinières, forgerons, chauffeurs, verriers, garçons de café.

C'est surtout dans la *classe* laborieuse qu'on rencontre le rhumatisme aigu; aussi cette affection est-elle commune dans les hôpitaux. Cette fréquence sépare déjà nettement le rhumatisme articulaire aigu, *morbus pauperum*, de la goutte, *morbus dominorum*.

*Alimentation.*— Il est bien difficile d'avoir des renseignements un peu précis sur l'influence de cette cause. Nous croyons cependant avoir observé, comme Niemeyer (*loc. cit.*, tom. II, pag. 537), que « chez les individus robustes et *bien nourris*, la prédisposition paraît être plus grande.... »

### CAUSE DÉTERMINANTE OU OCCASIONNELLE.

A côté des causes prédisposantes que nous venons d'énumérer, au-dessus même, il faut reconnaître, pour la production du rhumatisme aigu, l'influence d'une cause occasionnelle :

C'est *l'impression suffisamment prolongée du froid sur tout ou partie de l'enveloppe cutanée, à la suite d'une fatigue musculaire.*

Voilà la cause véritablement provocatrice de l'attaque de rhumatisme articulaire aigu ; nous allons chercher à le prouver.

1° Nous invoquerons d'abord le sentiment intime, fruit de l'observation répétée des principaux cliniciens des siècles précédents et de celui-ci :

SYDENHAM (1624-89) (*De rhumatismo*, 1691) dit :

« *Hac ut plurimum occasione rheumatismus nascitur ; æger scilicet sive exercitio aliquo vehementiori, sive aliquo modo excalefactus, mox repentinum frigus admisit.* »

STOLL (1742-88) (*Ratio medendi*, 1777-80, 4 vol.; traduct. franç. de Mahon; Paris, 1809, 2 vol. in-8°) :

« On voyait affectés des hommes bien portants d'ailleurs, pour s'être exposés, dans un état de sueur, à un air froid. »

Et plus loin, il déclare :

« Qu'il n'a jamais vu cette maladie avoir lieu sans que les malades eussent à se reprocher de s'être exposés au froid étant en sueur. »

CULLEN (1727-90) (*Médecine pratique*, trad. de l'anglais par Bosquillon; Paris, 1785, tom. I, pag. 295) :

« Le rhumatisme aigu est généralement dû à l'action du froid sur le corps, dans le temps où il est extraordinairement échauffé d'une manière quelconque; il suffit même, pour le produire, qu'une partie soit exposée au froid pendant que les autres sont tenues chaudement, ou que l'application du froid soit continuée longtemps, comme il arrive quand une partie est recouverte de vêtements humides ou mouillés. »

GIANNINI (*De la goutte et du rhumatisme*, traduit de

l'italien; in-12, Paris, 1810) pense que, dans tous les cas, le rhumatisme est acquis sous l'influence du froid.

Bouillaud (*Traité du rhumatisme articulaire aigu*; Paris, 1840, in-8°, pag. 256) :

« Ainsi que l'avaient démontré, bien avant moi, tous les bons observateurs, la véritable cause déterminante ou occasionnelle du rhumatisme consiste dans l'*action du froid surtout humide*, action d'autant plus puissante qu'elle s'exercera chez un individu dont le corps aura été préliminairement échauffé outre mesure jusqu'*à production d'une abondante sueur*, comme il arrive surtout à la suite des grandes fatigues musculaires, de violents exercices du corps. »

Et plus loin, pag. 257 :

« Nous le répétons, après mûr examen, la seule et véritable cause déterminante du rhumatisme articulaire aigu est bien celle que nous avons signalée plus haut. Toutes les autres causes, toutes les autres influences dont parlent les auteurs, ne jouent réellement que le rôle de causes adjuvantes ou auxiliaires, et rentrent, pour la plupart, dans la catégorie de celles que nous avons appelées prédisposantes. »

Bouillaud, du reste, renchérit encore sur tous les auteurs, en proposant, pour la maladie qui nous occupe, le nom d'*arthrite par refroidissement*.

Bonnet (*Malad. des articulations*, pag. 90; 1845) :

« Il résulte de ce que nous venons de dire, qu'à

la suite d'un refroidissement, le corps étant en sueur, il peut y avoir production du rhumatisme articulaire aigu, s'il y a tout à la fois production de la sueur par l'exercice et production du froid par l'air..... »

GRISOLLE (*Path. int.*, 8e éd., 1862, t. II, p. 981): « Parmi les causes efficientes, les seules dont l'action soit démontrée, sont les fatigues corporelles, et surtout l'impression du froid humide sur le corps échauffé.»

MONNERET (*Path. int.*, 1865, tom. II, pag. 428) : « L'action du froid est, en effet, l'occasion des premières manifestations rhumatismales. Le refroidissement du corps, surtout lorsqu'il est en sueur, amène la suppression brusque de celle-ci.»

Et plus loin :

« L'action de l'eau froide ou d'un courant d'air froid sur le corps en sueur produit, de cette manière, un refroidissement général, d'où naît la première manifestation du rhumatisme.»

Enfin, TROUSSEAU (*Cliniques de l'Hôtel-Dieu de Paris*, 2e éd., 1865, pag. 382): « L'action du froid, surtout lorsque la surface du corps est couverte de sueur, est une cause déterminante très-fréquente de la diathèse rhumatismale. A l'hôpital, lorsque vous interrogerez nos malades, ils vous répondront *presque tous* qu'ils ont été saisis par le froid, soit pendant leurs durs labeurs, soit au moment où ils venaient de cesser de travailler. Les uns vous feront remarquer qu'ils ont été exposés à un courant d'air, et qu'ils ont senti le froid envelopper tout leur corps. Les autres vous diront qu'ils ont senti l'action du froid en passant d'un milieu chaud dans un milieu froid et humide.»

Certes, ces citations, que nous aurions pu multiplier, sont assez explicites, mais enfin ce ne sont que des opinions ; voyons des faits.

2° En compulsant les observations disséminées dans les auteurs, et presque chaque fois que nous avons trouvé suffisamment de détails étiologiques, nous avons vu intervenir ces deux causes : sueur produite à la suite d'une fatigue musculaire plus ou moins grande (sueur active); refroidissement général ou partiel.

Il en a été de même dans les cas, nombreux déjà, où nous avons interrogé, avec tout le soin désirable, les malades affectés de rhumatisme aigu. Nous avons, pour ainsi dire toujours, retrouvé l'influence des deux causes susdites.

Nous relatons ici brièvement un certain nombre de ces cas, dont nous aurions pu, soit par les auteurs, soit par nous-même, multiplier le nombre :

C'est un garçon de café descendant à la cave, étant en sueur;

Ce sont des militaires, des charretiers, des porte-balles, des facteurs, etc., à la suite d'une course pendant laquelle ils ont été exposés à la pluie ;

Des ouvriers charpentiers, terrassiers, cultivateurs, etc., qui, le moment du repos venu, se couchent et s'endorment sur la terre humide ;

Ce sont des boulangers, des verriers, des chauffeurs, etc., s'éloignant de leur foyer à demi-nus.

Enfin des individus de toutes professions, de toutes classes, qui à la suite d'une marche se trouvent, au repos, exposés dans un courant d'air, etc.

3° Après les opinions, après les faits, voyons des chiffres.

Bosquillon, ancien médecin de l'Hôtel-Dieu de Paris et traducteur des *Eléments de Médecine pratique de Cullen* (1786; 2 vol. in 8°), dit (Notes, pag. 296) que sur 100 rhumatismes, il y en a 99 dont le développement tient manifestement au froid.

D'après Giannini (*loc. cit.*), « sur 68 rhumatisants, 64 accusaient le froid de leurs maux, et les 4 autres l'ivresse pendant laquelle ils avaient sans doute éprouvé du froid ».

Bouillaud, par l'interrogation défensive, pour ainsi dire, de 52 malades, et en n'admettant que les cas en quelque sorte évidents, a trouvé 34 fois l'influence indéniable d'un refroidissement.

Enfin nous-même, sur une petite statistique de 17 cas de rhumatisme aigu observés à l'Hôtel-Dieu de Lyon pendant l'année 1867, avons trouvé :

9 fois, l'influence certaine d'un refroidissement après une fatigue musculaire, et sur lequel le malade donnait des détails circonstanciés;

Dans 3 cas, l'influence était moins évidente;

Dans un cas, l'intelligence du malade ne permettait pas d'en obtenir des réponses satisfaisantes ;

3 fois, les malades ne se rappelaient pas s'être exposés au froid ayant chaud ;

1 fois, enfin, le rhumatisant affirmait ne pas s'y être exposé.

4° Une autre preuve, indirecte alors, de l'ingérence du froid dans la production du rhumatisme aigu, nous est fournie par la concomitance, par la coexistence d'affections généralement admises comme évidemment *à frigore*.

A chaque instant, la clinique nous montre cette coïncidence. La bronchite, la pneumonie, la pleurésie, etc., s'observent en même temps que le rhumatisme. Il en est de même de l'angine et de l'aménorrhée.

Louis a noté la diarrhée 8 fois sur 57 sujets; et, dans le cinquième des cas, de la toux à une époque peu éloignée du début.

Enfin, le rhumatisme musculaire coexiste toujours avec l'affection articulaire.

### CAUSES DIVERSES.

Nous rangeons sous ce titre certaines causes énumérées par des auteurs fort graves. Ainsi, par exemple, nous trouvons dans l'ouvrage de Chomel et Requin (*Leç. sur le rhumat.*, pag. 151): les émotions morales, les écarts de régime, la suppression des règles, les prouesses de la lune de miel, etc.

Sans parler de la banalité de ces causes, dont on pourrait grossir indéfiniment la liste en compilant les auteurs, nous dirons que la plupart, ou bien sont de simples coïncidences, ou bien rentrent dans une des causes précédentes.

## *B.* — ÉTIOLOGIE SYNTHÉTIQUE.

Nous avons jusqu'ici énuméré simplement les causes, et nous en avons reconnu de deux sortes : causes prédisposantes et cause déterminante. L'existence des unes et de l'autre n'est plus en question ; mais il nous reste, bâtissant sur le terrain solide des faits, à rassembler, à coordonner et surtout à subordonner ces différentes causes les unes aux autres, et c'est en cela que consiste la synthèse de l'étiologie.

Si l'on considère le rapport qui relie les causes prédisposantes à la seule cause déterminante que nous ayons reconnue, trois opinions sont soutenues et se trouvent en présence.

Dans toutes les trois, d'abord, on admet la cause déterminante ; seulement, l'importance qu'on lui donne varie. Dans la première, on la subordonne aux causes prédisposantes ; on pense que, des deux sortes de causes, si l'une peut manquer, c'est la seconde. Les causes prédisposantes seules, dans cette opinion, suffiraient pour produire l'attaque de rhumatisme aigu.

Dans la seconde, on admet la nécessité des deux

sortes de causes ; le froid ne pourrait agir que sur un organisme en puissance de prédisposition.

Enfin, dans la troisième, les causes prédisposantes ne sont plus qu'accessoires ; la cause occasionnelle peut déterminer une manifestation arthro-rhumatismale, même en l'absence de toute cause prédisposante ; seulement, dans le cas où ces dernières existent, les chances de la voir survenir sont augmentées.

Nous n'hésitons pas à nous ranger à cette dernière opinion, et nous allons chercher à l'appuyer par les considérations suivantes.

Nous invoquerons successivement :

1° La nécessité de cette cause déterminante ;

2° La contingence des causes prédisposantes ;

3° La relation, la dépendance qui relie ces dernières à la première.

1° La nécessité d'une cause déterminante, occasionnelle, existe pour toutes les maladies aiguës. Il n'y a rien de mieux établi que l'aphorisme : A maladie aiguë, causes aiguës, c'est-à-dire survenues brusquement et de courte durée.

Il y a, du reste, entre ces deux ordres de causes, déterminante et prédisposante, une corrélation que la comparaison suivante fait, il nous semble, bien sentir.

Voilà un homme en bonne santé, un soldat, qui, tout à coup, quitte sa caserne pour entrer en campagne. Évidemment alors les chances de mort deviennent plus nombreuses, ce que traduit immédiatement le prix plus élevé du remplaçant : c'est qu'aussitôt de nombreuses causes prédisposantes sont venues fondre sur lui ; causes objectives : changement de climat, combats, etc. ; causes subjectives : audace plus ou moins grande du soldat, etc.

Mais toutes ces causes ne peuvent pas, à elles seules, produire la mort ou même la maladie ; elles ne font qu'en augmenter le danger. Ce soldat aura beau, par exemple, assister à vingt combats, ce n'est pas sa présence sur le champ de bataille qui le tuera, il faut encore qu'un projectile, etc., aille le choisir et vienne le frapper : voilà la cause véritablement déterminante, occasionnelle.

Et parce qu'on ne découvrira pas immédiatement et parce qu'on ne trouvera pas toujours la blessure, ira-t-on nier l'indispensable nécessité de cette cause, et penser que les causes prédisposantes suffisent seules, ainsi que le font des auteurs, pour le rhumatisme aigu ?

Si maintenant nous appliquons ce raisonnement au cas qui nous occupe, nous dirons que la cause occasionnelle, sans laquelle toutes les autres ne sont rien, la balle de la comparaison précédente, enfin, c'est la cause déterminante que nous avons reconnue avec tous les auteurs : l'impression du froid sur l'enveloppe cutanée à la suite d'une fatigue musculaire.

Voilà la cause *pivotale*, l'unique cause efficiente du rhumatisme articulaire aigu. Les causes prédisposantes ne sont que des satellites gravitant autour de celle-là.

2o Ces causes prédisposantes, en effet, ne sont pas nécessaires, elles sont contingentes.

Montrons-le, en les reprenant les unes après les autres.

L'hérédité, ou plutôt ce à quoi on donne ce nom, manque fréquemment d'après les statistiques, bien que celles-ci englobent un grand nombre de cas qui ne sont évidemment pas héréditaires, mais simplement le résultat d'habitudes, de professions, etc., semblables.

Toutes les constitutions, tous les tempéraments y sont sujets, bien qu'il y en ait de plus prédisposés que d'autres.

Tous les âges peuvent en être atteints : on a observé le rhumatisme articulaire aigu, sans que pour cela il soit commun, chez les enfants nouveau-nés, dans la première enfance, aussi bien que dans la plus extrême vieillesse.

Si ce sont les climats à variations brusques qui présentent le plus de rhumatismes, cependant il a été observé sous des climats à température parfaitement uniforme, chaude ou froide (climats constants des météorologistes); c'est ce qui faisait dire à Mührdy que le rhumatisme était une *maladie ubiquitaire*.

Toutes les saisons présentent, plus ou moins, des cas de rhumatisme.

Toutes les professions figurent dans son nécrologe, ainsi que toutes les conditions de fortune.

Enfin, remarquons-le bien, non-seulement une ou plusieurs de ces causes prédisposantes peuvent manquer, mais *toutes, toutes sans exception*, dans un cas donné, peuvent faire défaut. La clinique nous en montre assez fréquemment des exemples. Ce ne sont donc là que des causes accessoires.

3° Ce n'est pas tout. En étudiant attentivement toutes les causes prédisposantes, on reconnaît qu'elles sont toutes fonctions de la cause excitante, occasionnelle. Elles la contiennent toutes en puissance; bien mieux, ce ne sont que des manières d'être, des métamorphoses, des travestissements de celle-ci.

En effet, ou bien elles agissent sur l'organisme en préparant le terrain; de ce nombre sont: l'hérédité, la race, le tempérament, etc.;

Ou bien en rendant la cause occasionnelle plus fréquente: climats, saisons, professions, etc.

On le voit, ce ne sont là que des causes secondes, des causes dérivées, des transformations de la cause déterminante.

Mais ici se dressent quelques objections. Les deux principales, auxquelles nous nous proposons de répondre, sont plutôt du ressort de la pathologie générale.

Et d'abord, comment se fait-il, nous dira-t-on, que sur dix individus exposés à la même cause occasionnelle, un, deux, trois, etc., seulement, soient atteints de rhumatisme aigu, les autres restant indemnes de toute affection !

Il faut évidemment invoquer, lorsque la cause déterminante est exactement la même pour tous, ce qui est plus difficile à réaliser qu'il ne le semble au premier abord ; il faut invoquer, disons-nous, l'intervention de la prédisposition (hérédité, tempérament, idiosyncrasie spéciale) plus ou moins développée, suivant les sujets.

Nous ne nions pas, comme on le voit, l'influence de la prédisposition ; mais nous pensons, et la clinique nous en fournit des preuves fréquentes, que, même en son absence, l'affection rhumatismale peut survenir par le seul fait d'une cause déterminante suffisamment énergique et convenablement appliquée.

Une autre objection qui peut être soulevée est celle-ci : Pourquoi la cause déterminante n'est-elle pas toujours constatée par le rhumatisant ?

Nous ferons remarquer que s'il est facile à l'observateur attentif et éclairé, au médecin, de constater que l'hérédité, l'âge, le climat, la saison, la profession, etc., ne sont pas intervenus dans un cas donné, en revanche il n'est pas toujours possible d'affirmer qu'il en a été de même de cette cause impondérable, le froid. L'intelligence obtuse du malade suffit parfois amplement pour expliquer son manque d'observation. D'autres fois, c'est la mémoire qui fait défaut, car toutes les impressions, même désagréables, n'y laissent pas une empreinte ineffaçable. Tous les jours nous voyons des ecchymoses, des bleus, comme l'on dit vulgairement, évidemment produits par un choc, souvent assez violent, qui cependant a passé complètement inaperçu ou n'a laissé qu'une impression bien fugace, peut-être parce que l'attention était fortement fixée ailleurs; car il est complètement impossible parfois de se rappeler où et comment ils ont été produits. Dans d'autres cas encore, l'impression a pu provoquer une sorte de bien-être, de plaisir, auquel on ne croira pas devoir faire remonter une affection si douloureuse. Enfin, d'autres fois, et ici nous anticipons, l'action réflexe intervient dans toute sa pureté; la sensation provoquée sur les nerfs sensitifs de la peau ne remonte pas au cerveau, ne devient pas perception, mais se réfléchit immédiatement sur les nerfs vaso-moteurs.

Et puis, pour finir par une comparaison, est-ce que, parce qu'il est *quelquefois* impossible de retrouver l'action de l'effluve, dans une fièvre franchement intermittente, dans une fièvre à quinquina, on niera pour cela sa cause effluvienne?

## DEUXIÈME PARTIE.

# PATHOGÉNIE ET PHYSIO-PATHOLOGIE

---

Avant d'aborder ce sujet, nous nous proposons, pour ne pas entraver la marche du raisonnement, de résumer en peu de mots l'histoire de la sueur et de l'organe qui l'excrète, la peau.

### PEAU ET SUEUR.

L'étude microscopique de la peau montre qu'elle est formée de deux couches : l'épiderme et le derme.

L'épiderme ne présente rien d'intéressant pour nous; ce n'est qu'une couche protectrice d'organes plus profonds, une membrane d'enveloppe, mauvaise conductrice de la chaleur.

Le derme, d'après Kölliker, se divise en :

Derme proprement dit, ou chorion, qui renferme dans son intérieur des fibres lisses ou fibres musculaires de la vie organique ;

Et tissu cellulaire sous-cutané.

C'est dans les mailles de la partie réticulaire du derme que se trouvent les glomérules des glandes sudoripares, et le conduit excréteur perce les couches supérieures, où il est entouré des fibres musculaires, et vient s'ouvrir à la surface de l'épiderme.

«Un réseau vasculaire assez serré embrasse le glomérule, et lui apporte les matériaux nécessaires à la sécrétion.» (Morel; *Histologie*, 1864, pag. 187.) On peut voir sur Leidig (*Traité d'histologie de l'homme et des animaux*, 1866) une très-belle figure du glomérule et de son réseau capillaire.

Ranvier (*Dict. de médec. et chir. pratiq.*, tom., VI, article *Capillaires*) ajoute : «Dans la peau et les muqueuses, les capillaires présentent une disposition bien connue depuis longtemps ; ils y forment toujours deux réseaux, l'un superficiel destiné aux papilles et aux villosités, présidant à l'absorption ; l'autre profond, se distribuant aux glandes et leur apportant les matériaux nécessaires à leur sécrétion.»

Le nombre des glandes sudoripares est aujourd'hui assez exactement connu. Leeuwenhoeck en avait trouvé plus de deux milliards ; Eichorn n'en comptait déjà plus que dix millions. Enfin Sappey (*Anat.*, tom. II), à la suite de patientes investigations, a réduit leur nombre à 6 ou 700 000.

Arrivons maintenant à la sueur.

Ch. Robin (*Leçons sur les humeurs norm. et morbides*,

1866, p. LIX) divise les humeurs non constituantes en :

1° *Humeurs sécrétées, sécrétions*, formées, comme le dit G. Sée, dans et par l'organe ;

2° *Humeurs excrétées, excrétions*, dont les éléments existent tout formés dans le sang, qui les élimine par simple exosmose dialytique. Ces éléments sont produits ailleurs que dans le parenchyme excréteur, qui n'agit là que comme filtre électif. Ce sont : l'exhalation pulmonaire, — l'urination, — la sudorification.

Remarquons, en passant, l'importance capitale, et du reste parfaitement démontrée expérimentalement, qu'ont ces fonctions d'excrétion. Cette importance est telle que Marshall Hall a pu dire, avec raison, que «les fonctions d'égestion sont encore plus immédiatement nécessaires à la conservation de la vie que celles d'ingestion ».

Depuis longtemps, on connaît le balancement fonctionnel qui, sous le rapport des quantités, relie l'urine et la sueur ; mais il y a plus, il faut encore remarquer l'analogie complète de ces deux excrétions sous le rapport de la composition qualitative, c'est-à-dire quand on considère non pas la quantité des substances, mais leur nature.

Afin de la bien montrer, nous plaçons en regard, dans le tableau suivant, la composition de ces deux humeurs, rapportée à une même quantité 10 000.

| *Urine* (d'après Ch. Robin). | | *Sueur* (d'après Favre). | |
|---|---|---|---|
| Eau | 6750 à 9600 | Eau | 9955,73 |
| Chlorure de sodium | 30 à 80 | Chlorure de sodium | 22,30 |
| — de potassium | traces. | — de potassium | 2,43 |
| — de magnésium | 15 à 22 | » » | » |
| Sulfates de soude, potasse, chaux | 30 à 70 | Sulfates de soude, potasse | 0,11 |
| Phosphates alcalins | 25 à 43 | Phosphates alcalins | traces. |
| — terreux | 22 à 47 | — terreux | traces. |
| Carbonates alcalins | accidentels. | Carbonates alcalins | 0,05 |
| Urates (soude, potasse, magnésie, ammoniaque, chaux) | 10 à 16 | Sudorates (soude, potasse) | 16,92 |
| Hippurates (chaux, soude, potasse) | 10 à 14 | » » | » |
| Lactates (potasse, soude, chaux) | 15 à 26 | Lactates (soude, potasse) | 3,40 |
| Urée | 150 à 230 | Urée | 0,42 |
| Créatine, créatinine, leucine, inosite, etc. | 16 à 30 | » » | » |
| Principes gras (margarine, oléine, etc.) | 1 à 2 | Principes gras (matière sébacée?) | 0,13 |
| Uro-hématine, mucosine vésicale | 1 à 5 | Substance azotée analogue à l'albumine | traces. |

L'acide sudorique ou hydrotique, auquel Favre (de Marseille) donne la formule brute[1] $C^{10}H^{9}AzO^{14}$, remplace dans la sueur l'acide urique, acide lithique de Scheele, $C^{10}H^{4}Az^{4}O^{6}$. Une simple remarque que nous voulons faire à propos de ces formules, c'est qu'elles présentent le même nombre d'équivalents de carbone. On sait qu'au point de vue des idées émises par Gerhardt, cela dénoterait entre les deux corps un certain degré de parenté.

Si, sous le rapport de la quantité des éléments constituants, nous trouvons des différences considérables, nous tiendrons compte que la sueur analysée par Favre était véritablement exceptionnelle. En effet, elle provenait d'un *goutteux*, *buvant* jusqu'à 2 litres en une heure et demie, et de plus elle était *provoquée* par le séjour dans une baignoire-étuve. Il serait difficile, pensons-nous, de rassembler plus de conditions pour appauvrir la sueur, principalement en produits de la seconde catégorie (produits de désassimilation). En effet :

1° En appliquant à l'excrétion de la sueur, fort peu étudiée jusqu'ici, ce que l'on sait de l'urine, nous dirons que lorsque celle-ci est provoquée par l'ingestion de liquide, elle est moins riche en produits de désassimilation (acide urique, etc.), et qu'il est très-probable qu'il en est de même pour une sueur passive

[1] $H = 1$ ; $C = 6$ ; $O = 8$ ; $Az = 14$.

provoquée par ces deux causes réunies: moyens sudorifiques externes et boisson aqueuse.

2o D'un autre côté, Meissner (*De sudoris secretione*; *Dissert.*, Leipsig, 1 859) a démontré que la proportion des matériaux azotés éliminée par la sueur diminue avec le repos. Et cela se comprend, car l'exercice, en accélérant les mouvements respiratoires et les combustions interstitielles, déverse dans le sang une plus grande quantité des produits de combustion incomplète que le rein et la peau sont chargés d'éliminer. D'un autre côté, dans l'exercice, l'exagération de la transpiration, coïncidant avec une diminution dans la quantité d'urine excrétée, doit reporter sur la première de ces fonctions l'élimination des produits de l'oxydation incomplète des aliments albuminoïdes, ce qui expliquerait pourquoi d'éminents observateurs n'ont pas trouvé un excès d'acide urique dans l'urine émise à la suite d'un exercice violent.

3o Enfin, chez un goutteux, la sueur doit être et moins abondante et moins riche, car, comme Bærensprung et Niemeyer l'ont constaté, des transpirations répétées et exagérées augmentent la disposition à suer (Niemeyer, *loc. cit.*, tom. II, pag. 529). Réciproquement, quand les transpirations sont rares, comme chez un goutteux généralement peu actif, les substances azotées, en raison de cette rareté de la sueur, prennent, pour s'éliminer, une autre voie, l'urination. Ceci est, du reste, une application de cette belle *loi du balancement des organes* posée par Ét. Geoffroy Saint-Hilaire en ces termes : « J'appelle ainsi cette loi de la nature vivante en vertu de laquelle un organe normal ou pathologique n'acquiert jamais une prospérité extraordinaire, qu'un autre de son système ou de ses relations n'en souffre dans une même raison » (*Philos. anat.*, tom. II, Discours, pag. 33) ; Goëthe avait dit avant lui : « Le budget de la nature est fixé : pour dépenser d'un côté, elle est forcée d'économiser de l'autre » (*OEuvres d'hist. nat.*, traduites et annotées par Ch. Martins, pag. 29).

Cette discussion nous amène à penser que l'analyse de Favre doit plutôt être considérée comme qualitative que comme quantitative, au point de vue des matières excrémentitielles et de la sueur active, c'est-à-dire due á un travail musculaire plus ou moins considérable.

Nous ferons cependant remarquer que, malgré cela, la somme (20 pour 10000) des sudorates et lactates excrétés par la sueur n'est pas de beaucoup inférieure à celle (25 à 42 pour 10000) des deux sels correspondants (urates et lactates) qu'élimine l'urine, et qu'en comparant seulement les urates aux sudorates, il y aurait plutôt avantage du côté de ceux-ci.

Quant aux quantités de ces deux excrétions éliminées chaque jour : pour l'urine, E. Becquerel a donné, en moyenne, 1$^{k}$,320 ; pour la peau, il est nécessaire de distinguer deux degrés dans sa fonction, ayant l'un et l'autre pour siége les glandes sudorifères (Sappey,

*Anatomie*, tom. II), la transpiration insensible, ou perspiration, fournissant environ 1 kilog. par jour, et la transpiration sensible, ou sueur, dont les quantités sont très-variables et peuvent atteindre jusqu'à 200 gr et même à 1 kilog. dans une heure.

Enfin, un dernier point sur lequel nous désirons insister, c'est le choix d'un organe déterminé pour l'élimination de certains composés, et réciproquement l'action élective de chaque parenchyme pour les principes excrémentitiels que lui apporte le sang. En nous bornant à nos deux excrétions, nous ferons remarquer l'électivité du rein pour l'acide urique; de la peau, pour l'acide sudorique. D'une part, jamais l'acide sudorique et les sudorates n'ont été signalés dans l'urine; et, d'autre part, Favre, ainsi que de Martini et Ubaldini, n'ont jamais trouvé traces d'urates dans la sueur des goutteux, bien que leurs urines continssent en abondance un sédiment d'urates et d'acide urique.

Voici, maintenant que le terrain est élagué, comment nous expliquons la pathogénie de l'attaque de rhumatisme articulaire aigu; comment, partant du froid frappant l'enveloppe cutanée à la suite d'une fatigue musculaire, considéré comme cause primordiale, antécédente comme disait Galien, nous faisons découler de là tous les symptômes observés, le syndrôme de l'affection.

A la suite de cette impression, et moyennant qu'elle dure un certain temps; car d'une part l'épiderme est mauvais conducteur des sensations du chaud et du froid, et d'autre part le réseau capillaire destiné aux glomérules est profond; à la suite de cette impression, il y a contraction, lente à se produire et lente à s'éteindre aussi, des fibres-cellules contenues dans le derme lui-même et de celles qui entourent les petits vaisseaux constituant le réseau capillaire précédent[1].

[1] Le système circulatoire comprend différents ordres de vaisseaux, sur le nom desquels les auteurs ne s'accordent pas ces temps-ci.

Si l'on veut bien convenir de n'appeler *artères* et *veines* que ceux qui posséderont, plus ou moins développées, les trois tuniques, il reste encore deux sortes de vaisseaux.

Les uns, immédiatement excentriques par rapport aux précédents, présentent encore deux tuniques, dont la plus extérieure est une couche musculaire à fibres lisses (fibres-cellules), puissante, surtout sur ceux placés du côté des artères, si on la compare au calibre du vaisseau sur lequel elle agit.

Les autres, compris entre les précédents, en diffèrent en ce qu'ils ne possèdent plus de paroi musculaire, étant constitués uniquement par une mince paroi propre, dans l'intérieur de laquelle se voient quelques noyaux ovoïdes à grand axe parallèle à l'axe du vaisseau.

Quelques auteurs (Marey, etc.) donnent le nom de *capillaires*, sans distinction, à ces deux ordres de vaisseaux; — d'autres (Ch. Robin, etc.) les distinguent, appelant les premiers, *capillaires de la première variété*, les autres, *capillaires de la seconde variété*; — d'autres, enfin (Vulpian, etc.), donnent aux premiers le nom d'*artérioles* et de *veinules*, et aux seconds seulement le nom de *capillaires*. Aussi Vulpian (*Physiol. du syst. nerv.*, 1866, pag. 731)

De là, arrêt dans l'excrétion de la sueur et rétention dans le sang des principes qu'elle renferme, ces principes étant constitués essentiellement par des sudorates et des lactates, qui s'accumuleront dans le liquide nourricier; ceux qui remplissent les glandes étant eux-mêmes reportés dans le torrent circulatoire par les lymphatiques nombreux qui tapissent, *intus* et *extra*, le glomérule (Sappey; Anatomie, tom. II).

Mais ceci va entraîner des conséquences qu'il faut que l'expérimentation vérifie. Nous remarquerons de plus que ces conséquences sont des preuves *à posteriori* de la nécessité des deux causes productrices du rhumatisme aigu : fatigue musculaire, refroidissement.

dit : « Les vaisseaux capillaires ne sont pas contractiles; seules, les artères et les artérioles, les veines et les veinules le sont».

L'oubli de ces définitions préliminaires rend confuse la lecture de beaucoup d'ouvrages, et fait accuser leurs auteurs d'inexactitude, quand il y a simplement ambiguïté.

Afin d'éviter ce reproche, et sans compter accorder tout le monde, ce qui est aussi difficile que de trouver la langue universelle, nous dirons que, pour nous :

Les artères et les veines posséderont les trois tuniques;

Les artérioles et les veinules (petits vaisseaux), deux;

Les capillaires, une seule.

Ces derniers ne sont évidemment pas contractiles, et c'est au travers d'eux que se font plus particulièrement les échanges nutritifs.

Nous demandons pardon d'avance, si parfois, entraîné par l'exemple, nous disons *capillaires* au lieu d'*artérioles* et *veinules*, que nous avons toujours en vue en parlant de petits vaisseaux contractiles.

C'est un fait d'expérience qu'à la suite d'un travail, d'une fatigue musculaire, physiologique ou pathologique, la proportion des sulfates augmente dans l'urine; dans la chorée, par exemple, on observe parfois une augmentation considérable de ces sels. Observons-nous cela dans le rhumatisme? Nous trouvons dans Beale (*Urine et dépôts urinaires*, etc., Paris 1865, pag. 212) une réponse affirmative à cette question : « D'après les analyses de Bence Jones et du Dr Parkes, la quantité des sulfates est très-augmentée dans la fièvre rhumatismale.

» On ne remarque pas cette augmentation des sulfates dans la fièvre typhoïde et dans la scarlatine; par conséquent elle ne dépend pas seulement de l'accroissement de la température. »

Elle ne dépend pas de l'accroissement de la température, en effet, mais de la fatigue musculaire antérieure et de l'élimination subséquente exagérée de sels que le muscle n'a pu modifier chimiquement.

D'un autre côté, l'acidité plus grande des urines, la précipitation souvent abondante d'acide urique et d'urates qu'on y observe, comme généralement à la suite des refroidissements, s'expliquent par la rétention dans le sang des principes acides de la sueur, à la suite du refroidissement périphérique; car, c'est encore un fait d'expérience, chaque fois que l'alcalinité nécessaire, indispensable (Andral) du sang diminue, l'excrétion urinaire de l'acide urique augmente. (Voir

Garrod; *De la goutte, de sa nature et de son traitement*, trad. française, 1865.)

On le voit, l'expérience vient à l'appui du raisonnement.

Voilà la cause morbifique, l'*anomémie*, constituée; nous devons nous demander ce que vont devenir ces sels dans le sang?

Ces sels qui devaient, au fur et à mesure qu'ils seraient déversés des muscles dans le sang, s'éliminer par la peau, ne le peuvent plus maintenant; car les artérioles de la peau, une fois contractées, ne permettent plus ou amoindrissent les échanges excrétoires au travers des capillaires cutanés.

Cette cause morbide charriée par le sang portera son action partout où une prédisposition locale existera.

Or cette dernière existe-t-elle? Écoutons l'expérimentation.

Après avoir sectionné le grand sympathique au cou et avoir ainsi produit tous les phénomènes de la congestion locale, Cl. Bernard soumet l'animal à l'inanition, et, plus généralement, l'affaiblit d'une façon quelconque. Il ne tarde pas à observer, dans les parties hyperémiées, une violente inflammation. C'est que l'abstinence a porté son action sur le *pars minoris resistentiæ*, et a agi comme cause excitante sur des points que la section du nerf avait placés en état d'imminence morbide.

Mais ne sommes-nous pas dans des conditions semblables à celles de cette expérience ?

D'une part, la cause d'affaiblissement, nous la trouvons dans cette rétention des principes excrétoires de la sueur, qui va, au même titre que l'inanition, affaiblir les échanges nutritifs, parce qu'un sang chargé de ces principes ne permettra plus une endosmose aussi active au travers des capillaires.

Et d'autre part, des points en état d'hyperémie, en existe-t-il ?

Il y a longtemps qu'on sait que les organes en fonctionnement se trouvent dans une sorte d'hyperémie temporaire, et, se payant de mots, on prétendait l'expliquer par une *activité locale* de l'organe. Des travaux récents ont montré qu'il y avait, dans ces cas, une congestion physiologique, se traduisant par une circulation plus active due à la dilatation des vaisseaux.

Or, dans la marche, l'état de fonctionnement, non-seulement des muscles, organes actifs, mais encore des articulations, qui leur obéissent passivement, place celles-ci en état de congestion.

Le mouvement, le frottement des surfaces articulaires est une cause de chaleur qui doit dilater les capillaires et augmenter ainsi la sécrétion de la synovie, dont la consommation est devenue plus grande pour la lubrification incessante de l'articulation.

Nous ferons remarquer, à propos et comme vérification de l'hypothèse précédente, que, depuis longtemps déjà, Lebert avait signalé, dans le rhumatisme articulaire aigu, la dilatation variqueuse des vaisseaux de la synoviale.

Ainsi, voilà les conditions de l'expérience réalisées; les articulations, et les muscles également, présentent donc une imminence morbide, une prédisposition locale que d'autres causes vont encore aggraver.

En effet, outre que les causes externes de refroidissement sont plus fréquentes et plus faciles pour les membres que pour toute autre partie du corps, en raison de leur volume moindre que celui du tronc, de leur position plus excentrique et de leur enveloppement moins parfait, nous ferons encore remarquer que la *différence* des températures observées, en passant de la marche au repos, est plus considérable pour les membres que pour le corps, ainsi qu'il résulte des expériences de J. Davy (Sur la température des diverses parties du corps animal, dans *Philosophical Transactions*; London, 1814) :

| | Température après la marche. | Température au repos. | Différence. |
|---|---|---|---|
| Sous la langue.. | 37°,7 | 36°,7 | 1° |
| Urines......... | 38°,3 | 37°,8 | 1°,5 |
| Mains......... | 35°,8 | 27°,2 | 8°,6 |
| Pieds......... | 36°,2 | 21°,4 | 14°,8 |

Nous voyons, par ce tableau, qu'en passant de la marche au repos, l'abaissement de la température est insignifiant pour le corps (bouche et urines): 1° à 1°, 5;

tandis que pour les membres, cet abaissement est de 8 à 15°.

On voit donc qu'en supposant même que toute l'enveloppe cutanée reçoive l'impression brusque du froid, et que le refroidissement subit ramène simplement les choses à l'état normal de repos, la contraction des petits vaisseaux, qui est due à la différence des températures par lesquelles ils passent, devra être bien plus prononcée aux pieds et aux mains, et plus généralement aux membres, d'autant plus qu'on considérera des parties plus excentriques.

L'observation vient encore ici à l'appui du raisonnement et montre, en premier lieu, la plus grande fréquence du rhumatisme au membre inférieur qu'au membre supérieur, et, en second lieu, aux articulations les plus exposées au froid (cou-de-pied, genou; poignet, coude) qu'aux autres. Tous les auteurs s'accordent sur ce point (Valleix, Grisolle, Monneret, etc.).

Ainsi, il est acquis que les jointures les plus exposées au froid, et dont la température s'abaisse le plus en passant de la marche au repos, sont celles qui sont le plus souvent, le plus fortement et les premières affectées.

Poursuivons.

Que va-t-il résulter de cette cause morbide dont le sang est le support, et de cette imminence morbide, de cette prédisposition que présentent les articulations, et qui est provoquée par la dilatation passive des petits vaisseaux de la synoviale, partant, par une circulation plus active dans ces parties ?

Cette suractivité locale de la circulation, et par suite de la sécrétion, va, surtout en ces points, bien que toutes les sécrétions s'en ressentent cependant, va, disons-nous, lors de la rétention de la sueur, déverser dans l'article les acides sudorique et lactique en excès dans le sang, et transformer une sécrétion ordinairement neutre ou très-légèrement alcaline, en un liquide acide.

Les vaisseaux capillaires des parties affectées remplissent alors une sorte de suppléance, de vicariat par rapport à ceux de la peau, empêchés par la contraction due au refroidissement.

De plus, les tissus fibreux étant déjà, d'après Ch. Robin, naturellement acides par eux-mêmes (acide lactique, etc.), il n'est pas étonnant que la capsule fibreuse de l'articulation exhale et déverse, lors de la congestion de ses vaisseaux, un liquide acide dans l'article.

De là, la cause de l'inflammation, la cause d'une arthrite par irritant chimique, d'une arthrite de cause interne, d'une arthrite par pénétration dans l'articulation d'une substance étrangère, sans déchirure, et sans contact de l'air avec les parties irritées ; et de là aussi les qualités particulières de cette arthrite.

Mais ce n'est pas tout : cette cause va, ainsi que

nous chercherons à l'expliquer, préciser davantage le champ de la lésion. Disons avant qu'en effet les autopsies ont montré la réaction acide de la synovie. Nous-même, dans un cas déjà ancien, où le malade avait succombé prématurément à des accidents cérébraux, l'avons constatée sans en connaître toute l'importance, et sans nous douter qu'un jour nous ferions notre thèse sur ce sujet.

---

Quelle va être l'action de ce liquide intra-articulaire?

Évidemment, il agira primitivement et principalement sur les parties avec lesquelles il est en contact, la synoviale et le cartilage, pour produire l'hypercrinie et l'inflammation de ces tissus, Puis, cette inflammation pourra, de proche en proche, étendre le cercle de son action aux ligaments, aux os, etc.; mais la lésion primitive sera une synovite et une chondrite.

C'est en effet ce qu'on observe.

Déjà les observations que renferme le traité de Brodie sur les Maladies articulaires et celles que Gendrin a rassemblées dans son Traité anatomique des inflammations, montrent que, dans la grande majorité des cas, la membrane synoviale est *seule* rouge et contient *seule* des produits d'hypersécrétion inflammatoire. Quand l'inflammation envahit plusieurs des tissus articulaires, c'est encore cette membrane dont les lésions ont le plus de gravité.

Mais des recherches récentes d'anatomie pathologique du rhumatisme articulaire aigu, faites par Ollivier et Ranvier (*Soc. de biologie, — Gaz. des Hôpit.*, 1866, pag. 255), sont venues affirmer, avec autorité, ce point discuté de la science.

Ces histologistes ont constaté :

1° En ce qui concerne la synoviale, une vascularisation plus prononcée des franges et une dilatation variqueuse des vaisseaux ; ce qui était connu avant eux.

2° La synovie est louche et tient en dissolution de l'albumine et de la mucosine ; on y voit flotter des flocons fibrineux et des globules. Parmi ceux-ci, les uns sont des cellules de cartilage ou des cellules épithéliales ayant subi la dégénérescence graisseuse ; les autres ont beaucoup d'analogie avec les globules purulents (leucocytes ?), quelquefois même on y trouve de véritables globules de pus.

3° Les altérations les plus importantes et sur lesquelles Ranvier et Ollivier ont le plus insisté, sont celles des cartilages. En outre de celles visibles à l'œil nu : opacité, perte de poli, tuméfactions partielles qui lui donnent un aspect mamelonné, érosions, etc., ils ont encore noté des lésions microscopiques pouvant exister sans qu'on observe les précédentes : les chondroplastes ; les plus superficiels d'abord, et les plus profonds ensuite, sont devenus globuleux et hypertrophiés, et la cellule qu'ils contiennent a proliféré.

En traduisant ces altérations microscopiques par des expressions pathologiques, nous dirons *synovite* et *chondrite superficielle*.

Ainsi nous trouvons encore, dans ce travail, une confirmation de la théorie. Les altérations débutent par la synoviale et la surface du cartilage, et elles doivent être attribuées à la macération de ces parties dans un liquide dont la nature et les propriétés ont tout à coup changé.

---

Nous concluons donc à une inflammation, mais nous avons à répondre à deux objections :

Cette inflammation présente-t-elle quelques caractères spéciaux? est-ce, autrement dit, non pas une inflammation franche, vraie, mais une *inflammation rhumatismale*, ainsi que le pensaient Stoll, Barthez, J. Frank, Chomel, Trousseau, etc., et contrairement à ce que pense Bouillaud?

Le caractère de cette inflammation serait, d'après Trousseau et Pidoux, d'être *superficielle* et *mobile*. Mais ces deux propriétés appartiennent bien moins à l'inflammation elle-même qu'à la cause qui la provoque. C'est cette cause qui, par son peu d'intensité et son transport facile, imprime à cette inflammation ces caractères spéciaux. Mais il n'y a pas plus de raisons pour créer une inflammation rhumatismale qu'il n'y en a pour créer une inflammation due à l'ammoniaque, à l'acide nitrique, etc., bien que ces différents caustiques déterminent des actes inflammatoires en apparence fort différents les uns des autres.

Nous ajouterons que cette inflammation dite *rhumatismale* ne présente microscopiquement aucune difrence avec une inflammation franche superficielle. Le caractère pathognomonique et constant de toute inflammation, celui que nous retrouvons ici, c'est la prolifération des cellules ; il n'y a donc point de raisons pour que nous en fassions un genre à part.

Une seconde objection est celle-ci : si c'est une inflammation, surtout franche, pourquoi ne s'accompagne-t-elle qu'aussi rarement de purulence ?

Cette purulence, quoique rare, a cependant été observée, malgré l'opinion contraire de Chomel, Requin, Valleix, Grisolle, etc. Si les exemples qu'en a cités Bouillaud (*Traité du rhumatisme*) ne sont pas tous également probants, il en reste cependant un certain nombre contre lesquels il n'est pas permis d'élever d'objections. Il faut ajouter aux précédents le fait communiqué à l'Académie en 1850 par Andral ; — une observation analogue de Trousseau et Lasègue ; — une observation de Becquerel (*Bulletins de l'Académie*, 1851) ; — et enfin, une observation de Gintrac insérée dans la *Gazette des hôpitaux* (22 janvier 1857).

A toutes les précédentes, nous ajouterons cette dernière, que nous trouvons dans la thèse de Richet (Paris, 1860) : « Aran nous a fait voir tout récemment l'articulation fémoro-tibiale gauche d'une femme qui avait succombé à une congestion cérébrale compliquant un rhumatisme articulaire aigu, et nous avons été à même de constater les traces évidentes d'une inflammation de l'article avec épanchement de pus dans la séreuse articulaire. »

Du reste, sans pouvoir, dans l'état actuel de la science, expliquer complètement le fait de la rareté de la pyogénie dans le rhumatisme articulaire aigu, on peut cependant l'attribuer à quelque raison anatomique. A ce propos, nous rappellerons les expériences de Leblanc (*Clinique vétérinaire*, 1847), qui font voir combien les séreuses articulaires sont réfractaires à la genèse du pus, non-seulement sous l'influence de la cause rhumatismale, mais sous l'influence de tout autre irritant. Dans ces expériences, sur lesquelles nous ne pouvons nous étendre, Leblanc montre qu'à la suite d'injections iodées, le travail inflammatoire qui peut s'emparer de la synoviale n'a *jamais* pour conséquence d'y provoquer la formation du pus, comme cela arrive quelquefois dans les autres séreuses enflammées.

---

Jusqu'à présent nous avons étudié le phénomène primitif et ses conséquences immédiates; il nous reste maintenant à parler des phénomènes secondaires auxquels le premier donne médiatement naissance.

La fièvre d'abord, phénomène toujours secondaire, cri d'une cause souvent cachée, avec toutes ses conséquences : fréquence du pouls, chaleur de la peau, sueur, etc.

D'après la plupart des anciens auteurs, Sydenham, etc.; d'après Chomel, Requin, etc., la maladie commencerait par des symptômes généraux, et, d'après ces derniers, cette fièvre d'invasion serait d'autant plus longue et plus intense que la maladie doit être plus étendue et plus violente.

Bouillaud, au contraire, prétend que la maladie débute par des symptômes locaux ; ceux-ci, étant, pour lui, la cause de la réaction générale, doivent naturellement paraître avant elle; il n'y a plus alors de fièvre d'invasion, il n'y a qu'une fièvre d'état.

Enfin, Ch. Fernet admet les deux formes de début et les a observées toutes deux.

Nous avons également observé ces deux formes, et nous en comprenons ainsi la raison.

La fièvre, dans le rhumatisme aigu, provient de deux sources : 1° elle est la conséquence des arthrites; — 2° elle est due à la paralysie des vaisseaux cutanés qui succède à une contraction trop longtemps prolongée ou trop intense. C'est là le phénomène de la *réaction*, qu'on observe dans toute sa pureté à la suite d'une douche froide, par exemple. C'est cette paralysie, consécutive à la contraction des vaisseaux cutanés, qui entraîne leur dilatation, et, comme Marey l'a démontré, tous les phénomènes constitutifs de la fièvre.

On comprend que si la paralysie et la dilatation des capillaires précèdent l'autre cause, il y aura fièvre d'invasion, tandis qu'on n'observera pas cette dernière dans le cas contraire.

---

Le pouls présente un caractère particulier que l'on peut également expliquer : nous voulons parler du dicrotisme. Marey a démontré que cette forme particulière, qui s'observe physiologiquement, était surtout accrue par la faible tension artérielle, conséquence d'une dilatation très-grande des capillaires. L'étendue souvent considérable sur laquelle porte le refroidissement, partant, lorsque vient la réaction, la dilatation des capillaires ; la double cause productrice de la fièvre : dilatation des capillaires cutanés et arthrites, augmentent tout à coup *beaucoup* la capacité du système capillaire et diminuent alors la tension dans les artères. Il y a donc bien là les conditions exigées par Marey.

---

Quant à l'hyperinose, à l'excès de fibrine constatée dans le sang des rhumatisants par Andral et Gavarret, Becquerel et Rodier, etc., qui de 2 à 3 pour 1000, chiffre normal, peut être portée à 7, le phénomène est plus complexe qu'on ne l'avait cru et reste encore à étudier, dans le sens d'idées récemment émises.

Denis (de Commerçy) (Mémoires sur le sang, *Comptes rendus de l'Acad.* 1858. — *Recherches sur le sang*, Toul et Paris 1761) a démontré, et ses idées sont généralement adoptées (Voir Ch. Robin, *Hum. norm. et morb.*; G. Sée. *Du sang et des anémies*; etc.), que le sang normal contient en dissolution deux substances albuminoïdes, dans les proportions suivantes :

| | |
|---|---|
| Albumine, ou mieux sérine.... | 53 p. |
| Plasmine.................... | 25,6 |

C'est la plasmine qui, dans le phénomène de la coagulation, se dédouble en deux autres :

| | | |
|---|---|---|
| Fibrine dissoute....... | 22 | 25,6 |
| Fibrine concrète....... | 3,6 | |

Or ce n'est que la fibrine concrète que l'on dose ordinairement. Il paraîtrait, sans que cependant cela soit encore parfaitement établi, que cette substance n'augmente, dans les cas de phlegmasie, qu'aux dépens de la sérine. Il n'y aurait donc pas, comme on l'a cru jusqu'à présent, augmentation d'un principe albuminoïde, mais simplement transformation. C'est du moins ce qui résulte des analyses de Denis et de G. Sée.

Ainsi, dans le rhumatisme aigu fébrile, où Denis avait trouvé :

| | |
|---|---|
| Fibrine dissoute......... | 31 |
| Fibrine concrète......... | 10 |

ce qui fait 41 au lieu de 26, G. Sée ne trouve plus que 46 de sérine, au lieu de 53. (G. Sée ; *loc. cit.*)

Reste à savoir, maintenant, s'il y a exactement équivalence, c'est-à-dire si le chiffre des matières plasmatiques ne varie pas, s'il y a simplement transformation de l'une dans l'autre.

---

Un autre effet secondaire, conséquence du fait primitif, c'est la destruction des sudorates et lactates, dans les parties où ils ont été épanchés, et dont ils ont provoqué l'inflammation.

Cette destruction nous est prouvée par l'expérimentation : si l'on place deux vésicatoires, l'un sur une articulation affectée, et l'autre sur une partie très-éloignée, la poitrine par exemple, on observe que la sérosité du premier est constamment neutre, quelquefois même légèrement alcaline, tandis que celle du second est acide.

La mobilité de la cause, la destruction des principes irritants, principalement dans les articulations affectées, mais probablement aussi dans toute l'étendue du système vasculaire, quelquefois des arrêts nouveaux dans l'excrétion sudorale, arrêts, dans ces cas, bien plus faciles et plus efficaces, permettent d'entrevoir, mais d'entrevoir seulement, la raison de la mobilité extrême de l'affection, ainsi que la cause de ses récidives fréquentes.

---

Les produits acides de désassimilation épanchés dans l'article ne pouvant y rester indéfiniment, sont, nous venons de le voir, détruits peu à peu par le fait de l'inflammation elle-même. Ils fournissent finalement de l'urée et de l'acide carbonique ou des carbonates, ce qui donne l'explication, et de la température élevée (40 à 41°) que l'on observe, et d'un symptôme capital et remarquable par sa précocité dans cette affection : nous voulons parler de l'anémie. De ce dernier, G. Sée *(loc. cit.)* donne la raison suivante :

« L'irritation porte sur une masse considérable de tissus connectifs, qui, dès ce moment, cesse de fournir son contingent de globules lymphatiques ; la lésion est si peu grave en apparence qu'elle ne semble qu'effleurer les membranes synoviales et séreuses ; mais la diffusion de la maladie sur de grandes surfaces, l'envahissement successif et répété des diverses articulations, ne manquera pas de compromettre la fonction hématogène dévolue, au moins en partie, au tissu connectif. ».

Nous ne voulons certes pas nier la cause précédente, mais nous ferons remarquer qu'elle n'explique pas complètement les données de l'observation ; car, d'une part, l'irritation ne semble en effet qu'effleurer la membrane synoviale, ainsi que G. Sée en convient.

En second lieu, les surfaces attaquées, dans certains cas ne sont pas très-étendues, et l'affection est bornée à deux ou trois articulations moyennes ; et cependant l'anémie survient à peu près aussi vivement, comme nous l'avons constaté maintes fois.

Enfin, la rapidité parfois excessive de l'anémie ne s'explique pas très-bien de la sorte.

Nous pensons qu'il faut ajouter, à l'explication précédente, les deux raisons suivantes :

D'abord, l'arrêt de toutes les fonctions de la peau, et par conséquent de l'exhalation de l'acide carbonique, à la suite surtout d'un travail musculaire qui en a exagéré la production. Sczelkow a démontré, en effet, que les échanges gazeux qui constituent la respiration du muscle acquéraient toute leur intensité pendant sa contraction ; le sang veineux, qui contient en moyenne 6,71 pour 100 d'acide carbonique de plus que le sang artériel quand le muscle est au repos, en contient 10,79 pour 100 en excès pendant la contraction.

Or, on sait que toute cause qui augmente d'une façon un peu durable la proportion d'acide carbonique tenu en dissolution par le sang, est une cause d'anémie.

Une troisième cause productrice de l'anémie serait la transformation en carbonates alcalins des principes sudoraux déversés dans le sang.

Ceci pourra paraître paradoxal : un acide produisant une anémie alcaline ! Rien n'est cependant mieux démontré que la production de l'anémie alcaline, dans les cas où des acidules sont introduits d'une façon quelconque dans l'organisme. En effet :

1° L'*expérimentation* montre leur destruction dans l'organisme, car aucune excrétion ne les renferme. Donc, il faut qu'ils se détruisent, qu'ils brûlent, en donnant alors de l'acide carbonique et de l'eau.

2° La *pathologie* montre l'anémie provoquée par eux chez les jeunes personnes qui veulent se rendre pâles, ce qui était à la mode, il y a quelques années surtout, et qui boivent, pour cela, du vinaigre, du jus de citron, etc., des acidules, enfin.

3° La *thérapeutique* utilise la transformation de ces composés en acide carbonique et carbonates, lorsqu'elle les donne comme tempérants.

Nous arrêtons ici notre étude. Nous n'avons certes pas la prétention d'avoir expliqué la genèse de l'attaque de rhumatisme articulaire aigu dans tous ses détails et avec toute la précision qu'on pourra y apporter plus tard, et que nous chercherons nous-même à y mettre, en poursuivant des études d'hématologie pathologique déjà commencées.

Nous nous rappelons ces paroles de F. Bacon :

« La première impression est toujours imparfaite, elle ne représente que l'ombre, la surface ou le profil. »

Aussi ne considérerons-nous ce travail que comme une ébauche, un essai ; bien heureux s'il nous était permis de dire comme Horace : « Si je n'ai été le fer qui tranche, au moins serai-je la meule qui l'aiguise. »

## CONCLUSIONS.

Nous résumons notre travail dans les termes suivants :

1° La seule cause efficiente du rhumatisme articuculaire aigu, c'est l'impression générale ou partielle du froid sur l'enveloppe cutanée dans un état de sueur active.

2° Cette impression produit le resserrement des petits vaisseaux de la peau qui fournissent à l'excrétion sudorale, d'où résulte la rétention dans le sang des principes de la sueur (acides sudorique, lactique; etc.).

3° Cette cause morbide tend à porter son action sur les points en état d'hyperémie temporaire. Or, comme l'impression du froid a été précédée d'une fatigue musculaire parfois exagérée, laquelle a été la cause productrice de la sueur active, c'est sur les muscles et les articulations des membres placés ainsi en état de congestion momentanée, partant d'imminence morbide, que vont se produire les manifestations locales.

Une autre raison qui explique également l'électivité de ces manifestations, c'est la prédisposition toute spéciale des membres au refroidissement, par suite de leur position excentrique.

Une troisième raison nous est fournie par cette considération que les membres abaissent, soit vivement, soit lentement, leur température de 8 à 15 degrés, en passant de la marche au repos, le corps l'abaissant seulement de 1 degré.

4° La suractivité locale de la circulation et par suite de la sécrétion d'une part, et la réaction normalement acide (Ch. Robin) des tissus fibreux d'autre part, expliquent la réaction acide que présente dans les premiers jours la synovie des jointures affectées.

5° Le changement de nature et de réaction de ce liquide est la cause productrice des arthrites, plus exactement synovite et chondrite superficielle, démontrées par l'anatomie pathologique, et dues à la macération des parties affectées dans un liquide dont les propriétés ont tout à coup changé.

6° La rareté de la purulence, qui cependant est démontrée par les autopsies et par le microscope, s'explique, et parce que les membranes séreuses articulaires sont réfractaires à la genèse du pus (expériences de Leblanc), et parce que l'air n'agit pas sur les parties enflammées (expériences de J. Guérin).

7° Les symptômes généraux : fréquence du pouls, chaleur de la peau, sueur, etc., fièvre enfin, ont une double cause : ils sont dus d'abord aux affections locales, car la fièvre est souvent en raison du nombre des jointures affectées (Bouillaud, Grisolle, Niemeyer, etc.); — et ensuite à la dilatation, à la paralysie persistante des petits vaisseaux cutanés, suite d'une contraction trop longtemps prolongée.

Dans le cas où cette seconde cause précède la première, on constate une fièvre d'invasion.

8° Le dicrotisme très-prononcé du pouls est dû à la capacité tout à coup fort augmentée du système circulatoire, provenant de la grande étendue de surface sur laquelle a porté la contraction d'abord et la dilatation consécutive ensuite (Marey).

9° L'excès de fibrine constaté dans le sang des rhumatisants n'est peut-être dû qu'à la transformation d'une autre substance albuminoïde (sérine) en celle-là, et non à un excès dans la formation de la première.

10° Le caractère ambulant de l'affection est dû à la mobilité de la cause, à la destruction des principes déversés dans l'article, et enfin à des arrêts nouveaux dans l'excrétion sudorale.

11° Enfin l'anémie rhumatismale est due : 1° à l'arrêt dans la fabrication des globules, par les tissus connectifs irrités; 2° à la rétention, due au froid, de l'acide carbonique exhalé par la peau ; 3° à la combustion des principes sudoraux (acide lactique, etc.) retenus dans le sang, et à leur transformation en carbonates ; ces deux dernières causes, augmentant la proportion d'acide carbonique et de carbonates contenue dans le sang, produisent une anémie alcaline.

L'action réunie de ces trois causes donne la raison pour laquelle l'anémie se déclare si vite dans le rhumatisme.



FIN.

Montpellier, Typ. de Boehm & Fils.